QUELQUES RECHERCHES

SUR LA CICATRISATION

DES

PLAIES EXPOSÉES AU CONTACT DE L'AIR,

Par L.-E. PARMENTIER,

DOCTEUR EN MÉDECINE,

ancien Interne en Médecine et en Chirurgie des Hôpitaux et Hospices civils de Paris,
Lauréat de la Faculté (École Pratique),
Membre titulaire de la Société Anatomique
et de la Société médicale d'Observation de Paris,
Médaille d'Argent (Choléra 1849),
Médaille de Bronze des Hôpitaux (1852).

PARIS.

RIGNOUX, IMPRIMEUR DE LA FACULTÉ DE MÉDECINE,
rue Monsieur-le-Prince, 31.

1854

A LA MÉMOIRE

DE MON GRAND-ONCLE,

A.-A. PARMENTIER,

Membre de l'Académie des Sciences, de l'Institut de France,
Officier de la Légion d'Honneur,
Membre du Conseil de Santé,
Inspecteur général du Service de Santé,
Membre du Conseil de Salubrité de la ville de Paris,
du Conseil des Hôpitaux et Hospices civils de la même ville,
de la Société centrale d'Agriculture, etc.

Sub magni nominis umbra !

QUELQUES RECHERCHES

SUR LA CICATRISATION

DES

PLAIES EXPOSÉES AU CONTACT DE L'AIR (1).

> Felix qui potuit rerum cognoscere causas.
> (VIRG.)

INTRODUCTION.

Lorsqu'une solution de continuité vient troubler l'harmonieuse unité du corps humain, immédiatement la nature travaille à réunir, par un tissu nouveau appelé *cicatrice*, les parties divisées. Le travail organique qui préside à sa formation est désigné sous le nom de *cicatrisation*. *Tout tissu qui a subi une solution de continuité*, dit M. le professeur Cruveilhier (2), *tend essentiellement* au rétablissement de sa continuité. C'est une grande loi de l'économie vivante, loi de restauration, loi d'intégrité, loi nécessaire, vu le peu de cohésion de nos organes, sans cesse en butte à l'action des violences extérieures.

Une plaie qui va se cicatriser peut se trouver dans une des quatre conditions suivantes, savoir :

1° Les lèvres de la plaie sont tenues en contact;

(1) Mémoire présenté au concours des prix de l'internat, année 1850.

(2) *Anatomie pathologique générale*, t. 1, p. 209.

2° La plaie est sous-cutanée, ne communique pas avec l'air extérieur;

3° La plaie se recouvre de croûtes;

4° La plaie reste au contact de l'air atmosphérique, ou, ce qui revient au même, la plaie est en contact continuel avec un corps étranger.

Ces quatre conditions impriment des modifications au travail dont la solution de continuité va être le siége. Tant que ces modifications n'ont pas été bien analysées, on n'a pas pu bien les apprécier, aussi a-t-on presque toujours cru qu'il y avait plusieurs modes de cicatrisation. Ainsi les uns ont admis une cicatrisation au contact de l'air ou hors de ce contact; d'autres divisaient la cicatrisation suivant qu'elle se fait avec suppuration ou sans suppuration; quelques-uns ont distingué la cicatrisation immédiate ou par première intention, de la cicatrisation médiate ou par seconde intention. Hunter admet trois procédés différents : l'*inoculation* ou véritable réunion par première intention, l'*adhésion* et la *granulation*.

M. le professeur Cruveilhier admet trois modes de cicatrisation qui peuvent être rapportés à deux modes d'adhésion, savoir : 1° l'*adhésion primitive* ou *immédiate;* 2° l'*adhésion consécutive* qui présente deux variétés : *A*. l'*adhésion consécutive par juxtaposition; B*. l'*adhésion consécutive par production d'un tissu cutané nouveau*, intermédiaire aux lèvres de la plaie (1).

Si je voulais traiter de la cicatrisation des plaies d'une manière générale, je devrais examiner si c'est avec juste raison que les auteurs ont admis plusieurs procédés de cicatrisation, j'aurais à étudier successivement le travail réparateur des solutions de continuité placées dans les quatre conditions principales indiquées ci-dessus, et je démontrerais qu'il n'y a qu'un seul mode de cicatrisation et de formation du tissu cicatriciel primitif; mais, voulant seulement faire

(1) Cruveilhier, loc. cit., p. 212.

connaître les expériences dont M. le professeur Laugier a bien voulu me rendre témoin, et les résultats que l'illustre chirurgien a obtenus; comme ces recherches ont seulement porté sur les plaies exposées au contact de l'air, je ne m'occuperai que des modifications que subit le travail réparateur des plaies placées dans cette dernière condition.

Dans la première partie de ce mémoire, je rapporterai les opinions des auteurs qui se sont occupés de la cicatrisation des plaies, et je les comparerai ensuite les unes aux autres. Dans la seconde partie, je placerai les recherches de M. le professeur Laugier, et je comparerai les résultats obtenus avec les opinions des auteurs. Enfin, sous forme de conclusions, je décrirai la marche du travail réparateur des plaies exposées au contact de l'air, et je rapporterai les observations des malades qui ont été le sujet des expériences.

CHAPITRE IER.

I. OPINION DES PRINCIPAUX AUTEURS SUR LA CICATRISATION DES PLAIES EXPOSÉES AU CONTACT DE L'AIR.

II. COMPARAISON DE CES DIVERSES OPINIONS.

I. Opinion des principaux auteurs sur la cicatrisation des plaies exposées au contact de l'air.

La cicatrisation des plaies est un des phénomènes qui ont dû, de tout temps, attirer l'attention des observateurs, et cependant il est vrai de dire que c'est un de ceux sur lesquels les anciens ne nous ont laissé presque rien d'important. Il faut arriver à des époques modernes pour trouver des études satisfaisantes sur la cicatrisation; je rapporterai néanmoins, en passant, un passage des œuvres d'Hippocrate cité par Louis, dans la partie historique de son mémoire sur les plaies avec perte de substance : « Quand un os, un cartilage, un nerf, une petite portion de la joue ou le prépuce a été coupé entièrement, il ne peut croître ni se réunir » (1) (Hippocr., aphorisme 19, sect. 6).

(1) On voit, par cette phrase, que le père de la médecine ne croyait, dans aucun cas, à la réunion d'une partie complétement détachée, quelque petite qu'elle fût. On observe souvent des faits qui contredisent cette manière de voir; il en existe déjà un certain nombre dans la science. S'il y a quelques-uns de ces faits qui ne méritent pas créance, il en est d'autres dont l'authenticité paraît difficile à contester: tel le fait de Fioraventi, le fait de Bligny, et celui de Galin rapporté par Garengeot; et M. le professeur Cruveilhier dit, dans son *Traité d'anatomie pathologique générale*, qu'il a vu plusieurs fois

On a cru pendant longtemps que la guérison des plaies avec perte de substance s'opérait par une régénération de chairs suffisantes pour réparer la substance détruite, et fournir la matière de la cicatrice.

Celse consacre un chapitre à la *régénération des chairs dans les plaies* (1), mais il ne s'occupe que du mode de pansement qui convient à l'époque où elle a lieu, et du régime qu'il faut faire suivre au malade ; il n'indique aucun des phénomènes qui se passent. On voit néanmoins qu'il ne connaissait pas la tendance naturelle qu'ont les bords des plaies les plus larges à se rapprocher, car il dit qu'il faut se servir de boucles qu'on appelle en grec ἀγκτῆρες, pour rapprocher *petit à petit les lèvres* de la plaie, et afin que la cicatrice qui se formera par la suite soit moins grande.

Dans les plaies dont les lèvres sont trop éloignées pour pouvoir se réunir, dans les ulcères et dans les plaies avec perte de substance, Galien admet un accroissement, une régénération de la chair ; néanmoins, ainsi qu'il le dit au livre *de la Constitution de l'art*, il ne croit pas à la reproduction d'une veine, d'une artère, d'un ligament, d'un nerf, etc. ; ce qu'il appelle régénération se borne à la substance vive et vermeille qu'on voit se former au fond des plaies (2).

A. Paré ne dit qu'un mot sur la cicatrisation des plaies par seconde intention : « Elle a lieu quand les choses divisées sont unies

---

la réunion parfaite de parties totalement séparées du corps, lorsqu'on avait eu le soin de les réappliquer immédiatement. J'ai entendu citer par M. le professeur Laugier, dans une de ses leçons cliniques, un fait semblable, tiré de sa pratique particulière. Il s'agissait de la pulpe d'un doigt complétement détachée avec un rasoir, et qui, réappliquée, a parfaitement repris. Pendant que j'étais interne à Bicêtre, mon collègue et ami le Dr Dubreuil a réappliqué un bout de doigt complétement séparé et qui s'est réuni ; j'ai vu le malade quelque temps après la réunion.

(1) Celsus, *de Re medica*, lib. 5.

(2) *De Constitutione artis medic.*, cap. 12

par le moyen de quelque autre substance que nature machine semblable à icelle, mais non mesme» (1).

L'opinion de Galien est partagée par Boerhaave (2) ; suivant lui, la cavité de la plaie se remplit *a fundo sursum;* ses dimensions diminuent, une matière nouvelle, rouge, vive, appelée *chair*, s'élève du fond vers les bords de la solution de continuité.

Pour Van Swieten, la matière vermeille qui se voit à la surface de la plaie est un assemblage de vaisseaux croissant du fond et des parois pour former un nouveau tissu, *mirabili naturæ artificio* (3).

Garengeot (*Traité des opérations*) (4) explique la cicatrisation des plaies avec perte de substance par l'application d'un suc nourricier à l'extrémité des petits vaisseaux coupés; suivant lui, une petite goutte de ce suc étant parvenue à l'extrémité de chaque vaisseau divisé s'arrêtait à un des points de sa circonférence, et en s'endurcissant elle devient chair; la goutte qui la suit se place à côté d'elle pour s'y unir, et successivement ces gouttes s'arrangent les unes à côté des autres jusqu'à ce que la circonférence de la fibre ou du tuyau soit augmentée d'un anneau de nouvelle chair. Lorsque cet anneau est entièrement formé, les gouttes de ce suc nourricier qui suivent recommencent un nouvel anneau sur ce premier, et par ce moyen chaque tuyau divisé s'allonge peu à peu pour remplir le vide de la solution de continuité; il compare le travail de la nature, dans la guérison des plaies avec perte de substance, à celui d'un maçon lorsqu'il allonge le tuyau d'une cheminée ou celui d'un puits en posant, dans sa circonférence, plusieurs rangs de briques ou de pierres les unes sur les autres.

---

(1) A. Paré, *Œuvres complètes*, le neuvième livre *des Plaies en général.*

(2) Boerhaave, aph. 158.

(3) Commentaire sur l'aphorisme 158.

(4) *La Régénération des chairs*, t. 1, p. 8.

Cette idée grossière empruntée à la maçonnerie a paru peu conforme aux lois de la nature.

Quesnay, dans son *Traité de la suppuration* (1), nie que la portion des vaisseaux coupés puisse être réparée par le suc nourricier que fournissent ces vaisseaux; les molécules de ce suc qui s'appliqueraient les unes aux autres ne formeraient, en allongeant les parties coupées, qu'une concrétion ou un massif informe, au lieu d'un tissu organisé, tel que paraît être la substance carniforme qui s'élève sur les plaies et les ulcères.

D'après ce raisonnement, Quesnay rejette l'opinion de Garengeot, et pense que la régénération des chairs ne consiste que dans la dilatation des plus petits vaisseaux ou dans l'extension d'un tissu flexible et délié qui croît par l'impulsion seule des fluides, et se change ensuite en une substance blanche uniforme et plus ou moins solide.

On voit, d'après cela, que les partisans de la doctrine de la régénération des chairs ne s'en rendent pas un compte exact. Ils l'expliquent tantôt par un suc nourricier qui participe de la nature de chaque tissu, tantôt par une sorte de turgescence, de développement de ces tissus; ils admettent que les parties régénérées présentent tous les caractères de celles qui ont été divisées; lorsqu'un muscle a été divisé avec ou sans perte de substance, le tissu nouveau est musculaire; si c'est une glande, le tissu nouveau est glanduleux, etc.

Magatus, médecin et professeur de l'école de Ferrare, partage les idées de Galien dans son traité *de Rara medicatione vulnerum;* il admet que dans les plaies qui se réunissent par seconde intention, comme on le dit vulgairement, il y a régénération de la chair, interposition entre les lèvres de la plaie d'une substance particulière, substance qui est engendrée par le sang, mais qui n'est pas de la

---

(1) Quesnay, *Traité de la suppuration*, ch. 18, § *de la Régénération des chairs*, p. 255 et suiv.

même nature que les parties divisées, bien que s'en rapprochant beaucoup (1).

La doctrine de la régénération des chairs a été admise en France jusqu'à Fabre, qui, en 1752, réfuta l'opinion de Garengeot et de Quesnay dans un mémoire qu'il lut à l'Académie royale de chirurgie. Fabre (2) s'appuie sur ce qui se passe dans les plaies résultant des amputations, dans celles qui pénètrent jusqu'à l'os, et sur les phénomènes de la cicatrisation des abcès phlegmoneux. « Si les chairs se régénéraient, dit-il, comment la largeur de la plaie pourrait-elle diminuer? le fond s'élèverait au niveau de la peau par la reproduction des chairs; mais comment cette reproduction pourrait-elle rétrécir la plaie? sa largeur resterait proportionnée à la perte de substance; au contraire, la cicatrice est moins large que la plaie dans son principe. » Il en conclut que les parties divisées s'affaissent par l'épuisement des fluides, se rapprochent du centre de la solution de continuité; la nature fournit ensuite un suc nourricier (gluten) qui, s'épaississant, devient solide et colle ensemble toutes les parties.

L'affaissement des parties divisées étant une des causes de la cicatrisation, selon Fabre, il attribue le retard apporté dans la guérison des plaies, par des écarts de régime, à la dilatation des vaisseaux des parties divisées par la grande quantité de sucs qu'ils reçoivent, laquelle dilatation oblige les bords de la solution de continuité à s'écarter du centre. Pour cet auteur, les bourgeons charnus ne sont pas une production nouvelle, car les parties qui en sont le siége s'affaissent; les chairs d'une plaie ne sont que le tissu même des parties dont les vaisseaux ont subi un certain changement par le principe d'inflammation qui produit la suppuration.

L'opinion de Fabre renversant toutes les idées reçues alors sur la

---

(1) Magatus, *de Rara medicatione vulnerum*, t. 1, lib. 1, cap. 15, p. 79 et suiv.

(2) *Des Plaies avec perte de substance* (*Mémoires de l'Académie royale de chirurgie*, t. 4, p. 76 et suiv.).

cicatrisation des plaies, elle éprouva bien des difficultés, et ce ne fut qu'après cinq ans de lutte qu'elle triompha et qu'elle reçut l'approbation de l'Académie royale de chirurgie. Louis (1), le secrétaire perpétuel de cette compagnie célèbre, prit la défense de l'opinion de Fabre dans un mémoire sur les plaies avec perte de substance. Il admit que les plaies se cicatrisent par l'affaissement de leurs bords, les vaisseaux naturels de la partie représentent cette substance vive et vermeille qui remplit la plaie; la diminution des dimensions de la plaie vient uniquement de l'affaissement de ses bords vers son centre.

Après ces travaux, qui préparaient d'une manière heureuse ceux qui devaient faire leur suite, il faut passer en Angleterre pour y trouver la question étudiée plus à fond dans les travaux de J. Hunter (2).

Contrairement à l'opinion de Fabre et de Louis, le chirurgien anglais admet que les granulations qui recouvrent la surface de la plaie sont dues à une nouvelle formation provenant de la lymphe plastique transsudée des vaisseaux. Les granulations deviennent très-vasculaires par le prolongement des anciens vaisseaux et par le développement de nouveaux vaisseaux. Les vaisseaux passent des tissus anciens à la base des granulations, et se dirigent de là vers leur surface extérieure. Cette surface de nouvelle formation reste douée de la même disposition pour la sécrétion purulente que les parties sur lesquelles elles sont développées. Les granulations ont de la tendance à s'unir les unes aux autres; cette tendance est absolument nécessaire pour la cicatrisation; leur réunion s'opère de la manière suivante: « Quand deux granulations se rencontrent, les ori-

---

(1) *Mémoires de l'Académie royale de chirurgie*, t. 4; *Sur les plaies avec perte de substance.*

(2) *Œuvres chirurgicales*, t. 3, p. 549 et suiv.

fices des vaisseaux opposés sont irrités, ce qui les détermine à s'embrasser l'un l'autre; cette jonction est peut-être favorisée par l'attraction de cohésion, ou bien les vaisseaux peuvent sécréter de la lymphe coagulable et s'unir par son intermédiaire. »

Une fois les granulations développées, tout paraît tendre vers la cicatrisation. La contraction des tissus s'opère de toutes parts, mais principalement des bords vers le centre; cette contraction continue jusqu'à ce que toute la surface de la plaie soit recouverte.

Quand une plaie commence à se guérir, l'ancienne peau devient blanchâtre; la nouvelle peau naît généralement du pourtour de l'ancienne, comme si elle était une expansion. Cette peau nouvelle est peut-être une expansion de la surface des granulations elles-mêmes. Jamais elle n'a l'étendue de la plaie, ce qui résulte de la contraction des granulations.

Boyer, dont l'ouvrage résume les travaux de l'Académie royale de chirurgie, admet complétement l'opinion de Fabre.

Delpech explique la cicatrisation des plaies de la manière suivante (1) : « La nature livrée à elle-même parvient à rétablir la continuité détruite, et l'inflammation est l'instrument de ce travail des forces vitales. La douleur provenant de la division est entretenue et augmentée par le contact de l'air, par le déplacement et le tiraillement des parties, par l'épanchement des sucs extravasés : de là fluxion, engorgement, inflammation. Cette dernière produit deux effets : le premier consiste dans des exsudations dont la nature varie selon celle des organes affectés, et qui sont toujours purulentes quand l'inflammation est suffisante; le second a pour objet d'altérer la structure de la partie divisée et de la réduire à l'élément commun, le tissu cellulaire. Il se développe, en effet, sur toutes les surfaces suffisamment enflammées, de petits cônes rouges, mollets, saignant

---

(1) Delpech, *Précis élémentaire des maladies réputées chirurgicales*, section 3, p. 148.

au moindre contact, connus sous le nom de *bourgeons charnus*, lesquels, traités par la macération, ne présentent que du tissu cellulaire et n'offrent plus aucune trace de la structure propre à l'organe dont ils proviennent ou dont ils font partie. Cependant la sensibilité s'use; les exsudations, qui diminuent le volume de la partie et la distension douloureuse, amènent la chute de l'inflammation ; le dégorgement s'opère, et cette cellulosité élémentaire, à laquelle toutes les parties affectées ont été réduites indistinctement, acquiert une propriété contractile à la faveur de laquelle la distance qui résultait de la solution de continuité diminue ; le rapport naturel est rétabli en tout ou en partie, et cette même cellulosité qui en est la cause prend une consistance le plus souvent fibreuse qui tient lieu de la continuité naturelle, et qui, même dans les cas déterminés, est augmentée par une organisation particulière.

A moins d'un grand désordre, il paraît que la suppression du contact de l'air réduit toujours l'inflammation à un degré beaucoup moindre, et qu'elle s'arrête au point où les exsudations fournies par les parties divisées sont purement albumineuses ; c'est ce qu'on a appelé *inflammation adhésive*. La forte tendance de l'albumine pour l'organisation paraît être la cause en vertu de laquelle, si les parties divisées sont tenues dans un contact exact dès le premier moment de la solution de continuité ou seulement avant le développement de l'inflammation, elles se réunissent solidement ; de là le précepte de la réunion immédiate. Il paraît aussi que, lorsque l'inflammation a été portée beaucoup plus loin qu'il ne faut pour cette réunion primitive, elle redescend au même degré, et que le contact immédiat des côtés de la division peut amener une réunion secondaire ou tardive, qui ne s'accomplit pas aussi promptement que la primitive, mais qui est tout aussi solide. »

Dans un mémoire intitulé *Experimenta circa statum sanguinis et vasorum in inflammatione*, Kaltenbrunner dit que lorsqu'une plaie doit suppurer il se forme des vaisseaux dans lesquels apparaît le pus, et au moment de la formation de la cicatrice, des vaisseaux sanguins apparaissent dans la fausse membrane. Le pus de bonne nature est seul contenu dans les vaisseaux, le pus sanieux est rejeté à la surface de la plaie: la lymphe plastique ne s'épanche qu'après que la suppuration est éteinte (*motu suppuratorio extincto et strato interno depurato*, etc.) (1). La suppuration n'est pas accompagnée d'inflammation adhésive, mais cette dernière la suit (*suppuratoria inflammatione, regnante inflammatio sanans excluditur; inflammationem vero suppuratoriam placatam sanans semper sequitur*) (2).

Cette dernière opinion paraît avoir été celle de Dupuytren; on lit dans les *Leçons orales de clinique chirurgicale* de ce professeur (3):

A la surface des plaies qui guérissent après suppuration, des bourgeons celluleux et vasculaires se développent, et il s'établit une sécrétion nouvelle qui a pour résultat la formation du pus. Lorsque les bourgeons sont développés complétement et que l'inflammation est apaisée, les plaies reviennent par degrés à l'inflammation adhésive simple. Ces bourgeons s'unissent entre eux, et le produit de la sécrétion, à laquelle elle a donné lieu, perd ses caractères et se réduit à une matière plastique, comme dans l'inflammation adhésive.

Dans son article *Plaie* du *Dictionnaire de médecine et de chirurgie pratiques*, J.-L Sanson (4) dit que la plaie fournit une liqueur blanche et ténue (lymphe plastique) qui forme une couche, laquelle devient rouge par le développement des vaisseaux sanguins dans son tissu. C'est une véritable membrane sécrétant une matière blanche, crémeuse et homogène, qu'on nomme *pus*. Cette membrane

---

(1) Kaltenbrunner, loc. cit., p. 22, § 100.

(2) Kaltenbrunner, loc. cit., p. 21, § 97 (*a*).

(3) Dupuytren, *Leçons orales de clinique chirurgicale* (plaies d'armes à feu), t. I, p. 196 (édition de Marx et Paillard; 1839).

(4) *Dictionnaire de médecine et de chirurgie pratiques*, art. *Plaie*, t. 13, p. 121.

est l'agent principal de la cicatrisation, se recouvre de saillies mamelonnées nombreuses, très-rapprochées, d'un rouge vif, que l'on nomme *bourgeons charnus*. Ceux-ci sont, ainsi que la membrane d'où ils s'élèvent, doués d'une rétractilité très-considérable, par suite de laquelle la surface de la plaie diminuant d'étendue, les parties qui en forment le fond se mettent les premières en contact et se réunissent; peu à peu l'adhésion fait des progrès, et s'élève du fond de la solution de continuité vers les téguments. D'abord les bourgeons dépassent le niveau de ceux-ci, mais ils s'affaissent et disparaissent en se couvrant d'une pellicule mince, blanchâtre et continue avec la peau.

Le professeur A. Bérard, dans son article *Plaie* du Dictionnaire en 30 volumes (1), admet bien que les bourgeons charnus soient le résultat d'une sécrétion de lymphe plastique qui s'organise, et qu'ils constituent une production nouvelle; mais, selon cet auteur, ce n'est qu'après la cessation du travail de la suppuration qu'une *pellicule couenneuse* se développe de la circonférence au centre, et même sous forme de petits îlots qui se réunissent entre eux et avec la bande qui s'est développée sur les bords. Il ne parle pas de son augmentation en épaisseur ainsi que de celle de la membrane des bourgeons charnus; il croit, et paraît admettre avec Kaltenbrunner, que la sécrétion de la lymphe plastique et celle du pus s'excluent complétement.

On trouve dans l'ouvrage de M. Vidal (de Cassis) (2) une opinion différente. Selon cet auteur, les granulations sont au-dessous de la membrane pyogénique; quant à la formation de la lymphe et à son organisation, il l'explique de la manière suivante : Le sang qui est versé sur la plaie est divisé en trois parties : une meurt, c'est la plus superficielle; la deuxième se transforme en lymphe plastique; enfin la troisième partie est formée par les globules du sang qui sont en

(1) *Dictionnaire de médecine* en 30 vol., t. 24, art. *Plaie*, p. 548.

(2) Vidal (de Cassis), *Traité de pathologie chirurgicale*, t. 1, p. 239

rapport avec les chairs vivantes et ont conservé leurs droits à la vie; ceux-ci oscillent et se meuvent dans la lymphe qui n'est pas encore coagulée, ils vont d'une lèvre à l'autre, de sorte qu'il y a mouvement, transmission du sang d'une lèvre à l'autre avant l'apparition des vaisseaux. Ces globules, qui d'abord s'agitent irrégulièrement dans la lymphe plastique s'attirent mutuellement et se réunissent sur des lignes plus ou moins droites, en même temps que la lymphe s'épaissit autour d'eux, et les courants commencent à être protégés par des parois; les vaisseaux sont alors formés. Quant à l'anastomose des nouveaux vaisseaux avec les anciens, il admet pour l'expliquer que les parois des dernières ramifications capillaires s'éraillent et présentent des ouvertures comme certains vaisseaux des végétaux.

On voit d'après cela que M. Vidal fait jouer un rôle dans la cicatrisation à une partie du sang versé sur la plaie; cette opinion est combattue par M. le professeur Cruveilhier (1), *le sang extravasé ne s'organise jamais;* il a perdu, par le seul fait de son extravasation, des conditions de vitalité qu'il ne recouvrera jamais, c'est un corps étranger qui est absolument incapable d'organisation et de vie; je m'associe pleinement à cette manière de voir, je rejette formellement cette théorie pathologique d'après laquelle diverses altérations organiques se produiraient de toutes pièces au milieu du sang extravasé.

M. le professeur Nélaton partage complétement l'opinion du professeur A. Bérard sur la cicatrisation des plaies exposées au contact de l'air.

M. Lebert (2) pense que les vaisseaux qui constituent un réseau à la surface des plaies forment des anses provenant des vaisseaux de la circulation générale; examinés au microscope, les bourgeons

(1) *Anatomie pathologique*, t. 1, p. 219.

(2) Lebert, *Physiologie pathologique*, t. 1, p. 81 et suiv.

charnus lui ont paru formés par une substance jaunâtre, composée par une stratification d'apparence fibrineuse, analogue à l'aspect de la fibrine coagulée. Dans cette trame, il a vu des globules ronds renfermant des noyaux, véritables globules de pus, déformés et allongés en voie de diffluence. En un mot, cette substance serait un pyoblastème organisé, se transformant en gélatine fibro-albumineuse coagulée et emprisonnant des globules de pus en voie de dissolution. A mesure que les bourgeons charnus arrivent de plus en plus à la surface et tendent à la cicatrisation, le nombre des arcs vasculaires diminue ainsi que celui des globules purulents, qui deviennent méconnaissables, se décomposent en granules moléculaires. La gélatine coagulée devient plus pâle, et on voit de véritables fibres qui paraissent être plutôt le dernier produit de la coagulation que la transformation de cellules et de corps fusiformes.

Les auteurs allemands, qui se sont beaucoup occupés de l'étude de la cicatrisation des plaies et ont observé à l'aide du microscope les phénomènes qui accompagnent la réunion des solutions de continuité, ont admis que cette réparation se faisait, à l'aide d'un tissu cellulaire de nouvelle formation, sous forme de régénération.

Le cytoblastème de ce tissu est liquide dans le cas de guérison des plaies par suppuration ; dans les bourgeons charnus, sa formation s'accomplit peu à peu et est entretenue par une sécrétion abondante et prolongée de plasma du sang. La formation du tissu cellulaire dure aussi longtemps que la sécrétion des matériaux plastiques demeure abondante, ce qui fait que les formations qui en résultent, les chairs luxuriantes d'une plaie, acquièrent souvent un volume considérable.

Quant aux vaisseaux des bourgeons charnus, Vogel admet que de nouveaux vaisseaux naissent immédiatement dans le blastème, qu'ils ne se mettent qu'ensuite en communication avec les vaisseaux normaux ; mais que ce n'est pas là le cas le plus ordinaire, et que non-seulement les parois vasculaires, mais encore leur contenu, le sang, peuvent se produire accidentellement de cette manière. Il fait remarquer, avec juste raison, que, chez l'embryon, du sang et des vaisseaux proviennent du cytoblastème général, et que, par l'observation directe, on constate souvent, au milieu d'une substance de formation nouvelle (exsudation inflammatoire ou autres), des amas de corpuscules du sang, entourés de parois qui n'ont aucune connexion avec celles des vaisseaux normaux.

Suivant lui, les choses se passent de la manière suivante. Dans un blastème amorphe, surgissent des points rouges, ordinairement assez gros pour être perceptibles à l'œil nu. En les examinant au microscope, on voit que ce sont des amas de globules du sang, de volume divers, la plupart incomplétement arrondis, et privés de la dépression qui les caractérise plus tard; cependant ils ont déjà en général des contours bien arrêtés, et une couleur manifestement jaune rougeâtre. Leur diamètre est d'ordinaire un peu inférieur à celui des globules normaux ($^1/_{600}$ à $^1/_{450}$ de ligne). Jamais ils ne sont plus gros que le dernier, comme ils le sont chez l'embryon à l'époque de l'apparition du sang. Les amas de ces globules ne sont point d'abord séparés par des limites bien tranchées, et ils semblent se confondre, sur les bords, avec l'exsudation environnante. Leur forme est indéterminée, arrondie, allongée, annulaire; plus tard seulement, ils se détachent du parenchyme, se ramifient, et acquièrent des contours nets, quoiqu'on n'y découvre pas encore de paroi vasculaire proprement dite. Celle-ci ne se produit vraisemblablement qu'à une époque plus éloignée, lorsque, obéissant aux lois générales de la formation organique, du tissu cellulaire, du tissu musculaire et des formations épithéliales, viennent s'appliquer autour des masses rameuses de sang. Une fois la formation de vaisseaux accidentels achevée, ceux-ci offrent une paroi bien limitée; l'acide acétique y met même à découvert des noyaux de cellules régulièrement arrangés, qui appartiennent évidemment aux parois vasculaires, et qui correspondent aux formations celluleuses dans les différentes couches de celles-ci. Les vaisseaux parachevés entrent plus ou moins promptement en communication avec les vaisseaux normaux de leur voisinage; et prennent alors part à la circulation générale; avant cette époque, le sang qu'ils contiennent est liquide, mais ne se meut pas.

Suivant Schwann (1), les vaisseaux se forment de la manière suivante : il apparaît d'abord des cellules ramifiées, qui contiennent du sang, et qui plus tard donnent lieu à un réseau vasculaire en s'abouchant les unes dans les autres; de sorte que les parois des cellules qui entourent primitivement le sang deviendraient celles des capillaires subséquentes.

Après avoir discuté la supposition que la formation de vaisseaux accidentels aurait pour point de départ les vaisseaux déjà existants; supposition qu'il ne paraît pas admettre, bien qu'il dise qu'il soit réservé à l'avenir de décider si la chose a lieu réellement, Vogel (2) se demande quelles sont les causes des formations nouvelles de sang et de vaisseaux? Il suppose que la loi d'analogie de formation joue ici un rôle, l'influence des vaisseaux normaux sur l'exsudation déterminant l'acte à entrer en exercice; quoi qu'il en soit, un voile épais couvre encore presque entièrement les causes réelles du phénomène.

Suivant l'anatomo-pathologiste allemand, pour la formation des bourgeons charnus, les diverses formations du tissu cellulaire, des vaisseaux et de l'épiderme, s'associent ensemble, et, de concert avec celle du pus, elles s'accomplissent sur un même point de l'organisme, aux dépens d'un même cytoblastème. Le travail qui donne naissance à ces bourgeons charnus consiste en ce que d'un blastème liquide proviennent simultanément du tissu cellulaire, des vaisseaux et du pus. La formation des vaisseaux prédomine-t-elle, les bour-

---

(1) *Mikroskop. Untersuchungen*, pl. 4, fig. 12.

(2) *Encyclopédie anatomique*, t. 9; *Anatomie pathologique*, p. 161.

geons charnus sont d'un rouge vif, pâles lorsque les vaisseaux s'y montrent en petite quantité, fermes quand le tissu cellulaire l'emporte sur les autres, mous et spongieux lorsqu'ils renferment beaucoup de corpuscules de pus. C'est pourquoi le microscope y fait apercevoir tantôt de nombreux globules de sang, car les parois des vaisseaux sont rarement perceptibles, bien qu'elles le deviennent quelquefois par l'addition de l'acide acétique; tantôt beaucoup de corpuscules du pus; ici du tissu cellulaire plus ou moins avancé dans sa formation ou même déjà complétement formé, là enfin un mélange uniforme de tous ces éléments.

Les bourgeons charnus représentent un état transitoire ; c'est une formation nouvelle en train de s'accomplir. A mesure que celle-ci fait des progrès, la production du pus diminue, le cytoblastème se convertit de plus en plus en tissu cellulaire, en vaisseaux, et finissent par se couvrir en dernier lieu de formations épidermoïdes.

Dans ses *Icones*, pl. 14, fig. 7, et pl. 26, fig. 12 et 13, Vogel a donné des figures histologiques de bourgeons charnus. Ceux-ci contiennent ordinairement beaucoup de vaisseaux ; ils sont dans un état d'hyperémie, ayant pour conséquence un épanchement de liquide chargé de fibrine, ce sont eux-mêmes, en général, qui fournissent le cytoblastème nécessaire à leur développement ultérieur. Or, une partie de ce blastème se transformant en pus, on conçoit ainsi pourquoi les bourgeons charnus sont des organes sécrétoires du pus (1).

Quant à la formation de l'épiderme, Vogel dit que tant qu'il y a irritation inflammatoire, le cytoblastème fourni par les vaisseaux se convertit en pus ; mais à mesure que cette irritation diminue, la suppuration diminue et fait place à une formation de cellules épidermiques (2).

(1) Vogel, loc. cit, p. 164.
(2) Vogel, loc. cit., p. 136.

II. Comparaison des opinions rapportées précédemment.

Si l'on compare entre elles les diverses opinions émises par les auteurs que je viens de citer, on voit que depuis Galien jusqu'à Fabre, la doctrine de la régénération des chairs a été soutenue par les pathologistes, mais qu'ils en ont donné deux explications différentes. Ainsi, pour Galien, Boerhaave, Van Swieten, Quesnoy, etc., elle est le résultat de l'expansion des parties qui sont le siége de la solution de continuité; tandis que pour Garengeot, cette reproduction est causée par l'épanchement d'un suc nourricier qui, en s'organisant, reproduit les veines, les artères, les nerfs, etc.

Cette doctrine, dite de la régénération des chairs, est ensuite attaquée par Fabre qui, niant toute formation nouvelle à la surface de la plaie, dans le but de la combler, dit que l'affaissement des bords de la solution de continuité vers son centre est la seule cause de la cicatrisation.

Louis et plus tard Boyer adoptent la même théorie.

Depuis Hunter jusqu'à nos jours, on admet que les plaies exposées au contact de l'air se cicatrisent à la fois par le développement des bourgeons charnus et par la rétraction qui a lieu des bords vers le centre; mais les auteurs ne s'accordent pas ensemble sur tous les points de détail. M. Lebert admet avec Hunter que les vaisseaux des parties sur lesquelles reposent les granulations pénètrent dans leur intérieur. Kaltenbrunner prétend avoir vu des vaisseaux destinés au pus, vaisseaux qui n'ont jamais été retrouvés depuis; de plus, cet auteur admet deux périodes bien distinctes dans le travail de réparation des plaies avec suppuration: l'une qu'il appelle *période de l'inflammation suppurative;* l'autre, *période de l'inflammation adhésive;* celle-ci suivant la première, mais ne l'accompagnant jamais.

Ces deux périodes de Kaltenbrunner sont acceptées par Dupuytren.

Enfin Sanson, A. Bérard, M. le professeur Nélaton, et M. Vidal, considèrent la couche de lymphe plastique qui se dépose sur la surface de la plaie et s'y organise comme étant l'organe sécréteur du pus, conjointement avec les granulations; mais les trois premiers disent que les bourgeons charnus se développent à sa surface, tandis que le dernier admet que les bourgeons charnus sont placés au-dessous. De plus, M. Vidal pense que cette couche de lymphe plastique est constituée par la transformation d'une partie du sang versée à la surface de la plaie, et que des vaisseaux nouveaux s'y forment de toutes pièces.

Enfin on voit, d'après ce qui précède, que Vogel a étudié avec soin la composition des bourgeons charnus et le développement des vaisseaux et du sang lors du travail de la cicatrisation, mais il ne démontre par aucune expérience l'accroissement en épaisseur de la membrane des bourgeons charnus, il ne discute nulle part les usages du pus; cette lacune se trouve comblée par les recherches de l'habile chirurgien de l'Hôtel-Dieu; je vais les exposer dans le chapitre suivant.

CHAPITRE II.

RECHERCHES NOUVELLES SUR LA CICATRISATION DES PLAIES EXPOSÉES AU CONTACT DE L'AIR.

Aucune des opinions précédemment rapportées ne donne une idée exacte de la physiologie de la réunion médiate dans les solutions de continuité exposées aú contact de l'air.

L'expérience et le raisonnement conduisent à en admettre une autre qui peut être formulée de la manière suivante:

Lorsque les lèvres d'une solution de continuité ne sont pas affrontées, l'hiatus qui en résulte se comble : 1° par une exsudation de lymphe plastique qui s'organise de couche en couche, et du fond vers la surface, jusqu'à ce que le tissu de nouvelle formation se change en cicatrice, et qu'une dernière couche, présentant l'aspect de l'épiderme, marque le terme du travail réorganisateur; 2° par la rétraction du tissu de formation nouvelle, rétraction qui tend à diminuer la surface de la solution de continuité en même temps que le travail précédent tend à en effacer de plus en plus la profondeur. Pour démontrer expérimentalement cette stratification de lymphe plastique, il était nécessaire d'interposer, entre les couches successives de ce produit d'exsudation, un corps étranger capable de tracer une limite visible et facile à constater. Il fallait en outre que la présence de ce corps étranger fût complétement inoffensive et ne changeât en rien ni l'activité, ni la modalité des phénomènes dont la plaie est le siége. Le charbon finement porphyrisé réunit ces deux précieux avantages; c'est en déposant de la poudre de charbon dans les plaies suppurantes que l'on parvient à vérifier l'exactitude du premier terme de la proposition énoncée au commencement de ce chapitre.

Voici le procédé opératoire mis en usage. Sur une spatule, on prend un peu de poussière de charbon et on en place quelques grains dans l'intervalle des bourgeons charnus, où se voient des portions de lymphe plastique coagulée et amorphe; on recouvre ensuite la plaie avec un morceau de baudruche que l'on colle à l'aide d'une solution concentrée de gomme arabique. Le lendemain, l'appareil levé avec une grande précaution et la suppuration entraînée avec un filet d'eau, on constate le phénomène suivant, qui me paraît fondamental : les grains de charbon déposés la veille à la surface de la plaie ne peuvent être entraînés par le jet d'eau ni par le doigt promené légèrement sur la plaie; de plus, ces grains n'ont plus leur couleur noire, paraissent comme grisâtres et recouverts d'une mince pellicule, lorsqu'on les examine à la loupe; quelquefois même le grain de charbon déposé entre deux bourgeons charnus est recouvert d'une espèce de pont formé par la lymphe plastique (1). C'est dans la pellicule qui se forme à la surface de la plaie que l'examen à l'œil nu constate, quarante-huit heures après sa formation, la présence de petites taches rouges, comme ecchymotiques, qui, étudiées à la loupe, se résolvent en filaments vasculaires très-ténus.

Un bourgeon charnu étudié à la loupe se présente sous la forme d'un petit cône rosé, recouvert par une sorte de toile grisâtre, offrant des vaisseaux qui paraissent partir du centre de la surface pour aller à la rencontre des vaisseaux, des granulations voisines; on dirait d'un albugo vasculaire.

(1) Cette partie de l'expérience me paraît importante pour juger la question du lavage des plaies; elle me semble démontrer qu'il n'y a aucun inconvénient pour la cicatrisation à enlever le pus à l'aide d'un jet d'eau tiède, puisque l'on ne s'expose pas à enlever la couche de lymphe plastique qui, en s'organisant, doit tendre à combler la plaie; tandis que si on enlève la suppuration à l'aide d'une compresse fine ou de boulettes de charpie même très-molle, on s'expose à rompre quelques-uns des vaisseaux de nouvelle formation dont il va être question tout à l'heure, et à retarder ainsi la marche du travail réparateur.

Chez le malade qui fait le sujet de l'observation 2, il nous a été donné de voir, sur plusieurs granulations de la plaie, un canalicule légèrement sinueux, brusquement interrompu à ses extrémités et présentant sur les côtés de petites stries disposées en barbes de plume ; ce vaisseau n'offrait aucune communication apparente avec ceux des granulations voisines.

Ce phénomène mérite d'être noté avec soin, car il paraît avoir une certaine importance au point de vue des théories diverses émises sur le développement des vaisseaux dans les plaies.

Peut-on, en présence de ce fait, nier la formation de toutes pièces de vaisseaux nouveaux dans la lymphe plastique, et admettre que la vascularisation de cette lymphe soit le résultat pur et simple de l'expansion des vaisseaux du voisinage ? Ne semble-t-il pas indiqué au contraire qu'il existe, pour les différents points d'une même plaie, plusieurs circulations isolées, d'origine indépendante, et qui restent pendant un certain temps sans se mettre en communication les unes avec les autres ? Ne voit-on pas tous les jours, à la suite d'un écart de régime, de mouvements intempestifs et d'autres causes qui nous échappent, certaines portions de la plaie devenir le siége d'ecchymose, d'hémorrhagie, d'ulcération et même de gangrène, tandis que dans les autres portions le travail réparateur continue sa marche régulière ?

Ne voit-on pas constamment, en étudiant la marche de la cicatrisation, de petits îlots de cicatrice déjà formés, tandis que dans d'autres parties les bourgeons charnus sont encore d'un rouge vif et ne présentent même pas encore cette teinte pâle qui précède toujours la terminaison du travail réparateur ?

Dans ses leçons de cliniques chirurgicales, M. le professeur Laugier a fait voir plusieurs fois une plaie desséchée qui, vue par transparence, présentait à sa partie la plus superficielle de nombreux vaisseaux décrivant des espèces d'*S* très-allongées qui allaient à la rencontre les uns des autres, mais ne s'unissaient pas encore. Ces vaisseaux avaient plus de volume au milieu de leur longueur, et leur calibre paraissait diminuer à chacune de leurs extrémités qui se terminaient en pointe (1).

Si l'on continue les jours suivants à placer de nouveaux grains de charbon, ceux-ci présentent la même série d'aspects que les pre-

---

(1) Quiconque a contemplé un peu les phénomènes de la nature a dû certainement remarquer qu'elle n'avait qu'un seul et même procédé pour une même chose. Lors de la formation de l'embryon, des vaisseaux de toutes pièces se sont créés dans l'*area vasculosa*; lorsqu'une solution de continuité adviendra à quelque tissu, au milieu de cette gangue organique destinée à la réparer, apparaîtront de nouveaux vaisseaux indépendants de ceux qui existent déjà, et qui finiront par s'anastomoser avec eux, mais seulement au bout d'un temps plus ou moins long. Il est du reste certaines parties du corps humain jouissant, jusqu'à un certain point, d'une circulation à peu près indépendante, ou du moins dont les vaisseaux ne s'unissent que par des capillaires avec ceux des régions voisines; peut-être même ces capillaires n'admettent-ils ordinairement que le plasma du sang, et rarement quelques globules; ce que l'on observe lorsqu'une de ces régions vient à s'enflammer tendrait à le faire croire; je veux parler de la facilité avec laquelle l'inflammation y reste circonscrite, son peu de tendance à se propager aux parties voisines. A l'époque où j'avais l'honneur d'être l'interne de M. le professeur Laugier, il a fixé plusieurs fois l'attention sur ce sujet, à propos de malades atteints d'inflammation de la bourse séreuse située sous le ligament rotulien; il nous a fait remarquer que la phlegmasie restait limitée en ce point, et n'avait aucune tendance à gagner la séreuse articulaire. On voit souvent la conjonctivite débuter par la caroncule lacrymale, et la phlegmasie reste longtemps sans envahir les autres parties de la muqueuse oculaire, et même la respecte complétement si elle est immédiatement réprimée, et *vice versa*, dans la conjonctivite, la caroncule lacrymale n'est pas toujours attaquée par l'inflammation. La distribution des vaisseaux dans cette partie rend parfaitement compte de ce phénomène; une artériole particulière vient en effet s'épuiser dans ce point de la cavité oculo-palpébrale. Les chirurgiens ont invoqué l'indépendance de circulation dont jouit, jusqu'à un certain point, la région orbitaire, pour se rendre compte des succès obtenus par la ligature de la carotide primitive, dans le traitement des tumeurs fongueuses sanguines. (Demarquay, thèse de l'agrégation, section de chirurgie, 1853; *des Tumeurs de l'orbite*, p. 8.)

miers, qui semblent de plus en plus s'enfoncer au-dessous de la surface traumatique, et finissent par se dérober à la vue. C'est du moins ce qui a lieu tant que la plaie, continuant à suppurer, conserve sa teinte rouge plus ou moins intense, qui ne permet pas à la couleur noire du charbon de trancher sur la sienne. En est-il autrement lorsque la cicatrice est formée et qu'elle devient de plus en plus blanche? Il nous a semblé constater chez la malade qui fait le sujet de la 1re observation, des taches brunes à la surface de la cicatrice. Ces petites taches correspondaient assez bien aux points où le charbon avait été déposé et que nous avions notés avec soin.

Quant à la rétraction, nous nous en sommes assurés en répétant l'expérience indiquée dans presque tous les livres de chirurgie. Avec un crayon de nitrate d'argent, nous avons fait, sur la peau, une marque à 2 centimètres du contour de la plaie, et nous avons mesuré la distance qui séparait cette marque du centre de la plaie. Pendant la cicatrisation, nous avons constaté que cette dernière longueur diminuait, tandis que la première distance de la marque au bord voisin de la plaie n'avait point changé (obs. 4).

Il résulte de ces expériences que la surface de la plaie est le siége d'une exhalation continuelle et d'une organisation successive de la lymphe plastique, mais en même temps qu'elle sécrète cette liqueur organisable, cette même surface exhale du pus en quantité plus ou moins grande.

Est-il rationnel de penser qu'une surface dont l'organisation est homogène fournisse, dans le même moment, deux produits entièrement différents, dont l'un servirait à la réparation de la plaie, tandis que l'autre devrait être éliminé? Cette question conduit à une autre plus générale, que déjà Hunter à cherché à résoudre ; je veux parler des usages de la suppuration.

Cet auteur pense que le pus est sécrété dans le but de protéger du contact de l'air la surface des plaies, et que la croûte qu'il forme en se desséchant constitue le pansement physiologique des plaies;

ce qui se passe dans les plaies recouvertes de croûte vient à l'appui de l'opinion du pathologiste anglais. Le pus aurait pour utilité de maintenir les plaies constamment humides ; mais Hunter ne dit pas comment cette humidité peut servir à la cicatrisation.

M. le professeur Laugier pense que le pus contient de la lymphe dans un état de division extrême, et favorise le dépôt de lymphe en couches minces organisables ; mais celles-ci, pour être organisées, ont besoin de rester molles et souples. D'après cela, la période de suppuration est indispensable dans les plaies exposées, puisque le pus contient un des éléments de la cicatrice. La suppuration n'est pas un accident dans une plaie saine, c'est une période du travail adhésif, dont la cicatrice est le terme. L'opinion du savant professeur de l'Hôtel-Dieu, loin d'être contraire aux idées des chimistes et des physiologistes sur la sécrétion du pus, est, au contraire, corroborée par les analyses chimiques. Les physiologistes n'admettent-ils pas que le pus vient de la *liqueur du sang*, qui, entre autres éléments, contient la fibrine en dissolution? Or la lymphe coagulable est de la fibrine, et Babington a dit que le pus n'est autre que de la lymphe coagulable à l'état de division extrême. Vogel cite plusieurs analyses du pus, dans le but de prouver qu'au point de vue chimique, rien n'empêche de regarder le pus comme un plasma du sang modifié (1).

La formation du pus serait précédée, suivant lui, de l'exsudation d'un plasma du sang plus ou moins modifié, son cytoblastème est un liquide chargé de fibrine.

II. Comparaison des résultats obtenus par l'expérience avec les opinions des auteurs.

Les expériences que je viens de rapporter, démontrent que la doctrine de la régénération des chairs, doctrine d'après laquelle la

(1) Loc. cit., p. 129.

plaie se répare uniquement par une production de nouvelle formation, ne saurait être admise.

La stratification de la lymphe plastique, que nous avons vu constituer peu à peu les bourgeons charnus, et élever le fond de la plaie, réfute l'opinion trop exclusive de Fabre et de Louis.

Le mode de développement du réseau vasculaire prouve que les vaisseaux qui pénètrent dans la lymphe plastique sont de nouvelle formation, comme l'admettent Kaltenbrunner, M. Vidal, et les pathologistes allemands, et non pas, ainsi que le soutiennent Hunter et M. Lebert, le résultat de l'expansion des vaisseaux du voisinage.

Du pus et de la lymphe plastique étant simultanément sécrétés pendant toute la durée du travail réparateur, Kaltenbrunner a eu tort de dire, et Dupuytren d'adopter la même opinion, à savoir, que la circulation des plaies exposées au contact de l'air se composait de deux périodes successives ; l'une, la période de l'inflammation suppurative, l'autre, la période de l'inflammation adhésive. S'il vient un moment où la plaie suppure moins, c'est parce que le travail réparateur commence à s'achever dans quelques points, et plusieurs fois j'ai été témoin du fait suivant à la clinique de la Pitié, à savoir : si l'on mettait sur une plaie un morceau de baudruche, en ayant le soin de bien l'appliquer, lorsque le travail réparateur était suffisamment avancé, la gomme et la baudruche formaient en se desséchant une croûte au-dessous de laquelle la plaie se cicatrisait sans fournir une goutte de pus (obs. 3). Mais, si l'on fait le même pansement à une époque trop éloignée de la cicatrisation complète, le pus s'accumule sous la baudruche, et il faut donner issue à cette collection purulente.

CONCLUSIONS.

De tout ce qui précède il suit que, selon nous, les solutions de continuité, exposées au contact de l'air, se cicatrisent de la manière suivante :

I. Une couche de lymphe plastique est exsudée des vaisseaux de la partie qui est le siége de la solution de continuité.

II. Cette première couche se coagule et est pénétrée par des vaisseaux de formation nouvelle, d'abord indépendants les uns des autres et des anciens vaisseaux, mais qui bientôt s'anastomosent entre eux et avec les capillaires voisins.

III. La première couche, une fois organisée, sécrète une grande quantité de lymphe plastique, laquelle se divise en deux portions : l'une, qui est très-concentrée, doit s'organiser à la surface de la plaie, tandis que l'autre, qui est dans un état de division extrême, est rejetée au dehors ou forme, en se déséchant, une croûte qui protége la surface de la plaie.

IV. La suppuration est un mode du travail adhésif approprié aux conditions des plaies exposées.

V. Le fond de la plaie s'élève et arrive au niveau des téguments au moyen de la stratification de la lymphe plastique, et alors la dernière couche revêt l'aspect de l'épiderme.

VI. En même temps que ces phénomènes ont lieu, une rétraction s'effectue des bords vers le centre de la solution de continuité.

OBSERVATIONS DES MALADES QUI ONT ÉTÉ LE SUJET DES EXPÉRIENCES RAPPORTÉES CI-DESSUS.

Ire OBSERVATION.

Brûlure du 4e degré de la partie antérieure et moyenne de la cuisse; guérison.

La nommée Jerquinet (Catherine), âgée de soixante-trois ans, blanchisseuse, plaça, le 1er février, un pot de feu entre ses jambes, afin de se réchauffer en rentrant le soir dans sa chambre. Asphyxiée par la vapeur du charbon, elle glissa de dessus sa chaise, et la partie antérieure et moyenne de sa cuisse droite se trouva placée au-dessus du pot de feu. Des personnes du voisinage pénétrèrent heureusement assez à temps dans sa chambre pour la rappeler à la vie; mais déjà sa cuisse était le siége d'une brûlure assez étendue en largeur et en profondeur. Elle fut conduite, le 2 février, à l'hôpital de la Pitié, où elle fut placée, salle Saint-Augustin, n° 14, service de M. le professeur Laugier.

État actuel. A la partie antérieure et moyenne de la cuisse droite, il y a une eschare noire et sèche. Cette eschare présente 16 centimètres de hauteur sur 10 centimètres de large; elle commence à 12 centimètres au-dessous de l'arcade crurale. Du coton est immédiatement appliqué sur la brûlure.

J. s., l'eschare éliminée laisse à nu le tissu cellulaire sous-cutané.

Le 2 mars. La plaie étant en pleine suppuration, M. Laugier, après l'avoir lavée avec soin, plaça entre plusieurs bourgeons charnus du centre, quelques grains de charbon finement porphyrisé, et colla, au moyen d'une solution concentrée de gomme arabique, un morceau de baudruche sur la surface de la plaie.

Le 3. L'appareil est levé avec grand soin, et la suppuration est entraînée à l'aide d'un filet d'eau. A l'aide de la loupe, on observe : 1° que les grains de charbon ne peuvent être enlevés ni par le filet d'eau, ni par le doigt promené légèrement à la surface de la plaie; 2° ils ont perdu leur couleur noire; ils paraissent comme grisâtres, et sont recouverts d'une mince pellicule. — On place un peu plus loin de nouveaux grains de charbon, et on applique le même pansement que la veille.

Le 4. L'appareil levé, on fait sur les nouveaux grains de charbon les mêmes observations qu'hier; la couche de lymphe plastique forme au-dessus de quelques-uns, placés entre deux bourgeons charnus, une espèce de pont. Les grains de charbon déposés les premiers paraissent plus profondément situés que la veille. Les bourgeons charnus sont recouverts d'une pellicule mince, laissant voir, par transparence, leur couleur vermeille, et sur laquelle on constate des filaments vasculaires très-ténus.

Les jours suivants, l'expérience est répétée chaque jour, et on remarque que les grains de charbon semblent s'enfoncer de plus en plus et finissent par disparaître.

Le 25. La plaie est complétement cicatrisée.

Le 5 avril. La malade sort de l'hôpital; on constate sur la cicatrice des taches brunes qui paraissent correspondre aux points où les grains de charbon avaient été déposés.

Cette observation démontre la première partie de la première proposition, à savoir : la stratification de la lymphe plastique.

IIe OBSERVATION.

Plaie à la partie externe de la jambe droite ; guérison.

Le 10 avril dernier, le nommé Lecocq (J.-B.), âgé de dix-sept ans, emballeur, se fit avec une scie une plaie à la partie externe et inférieure de la jambe droite; il y appliqua des compresses d'eau froide, et continua à vaquer à ses occupations; le 15, voyant que sa plaie ne se guérissait pas, il entra à la Pitié, salle Saint-Gabriel, n° 29, service de M. le professeur Laugier.

État actuel. A la réunion de son tiers moyen avec son tiers inférieur, la jambe droite présente, à sa partie externe, une plaie un peu oblique de haut en bas, et d'avant en arrière; cette plaie, qui n'intéresse que la peau, est en pleine suppuration; sa longueur est de 5 centimètres, l'écartement des lèvres est de 1 centimètre 5 millimètres. — Pansement simple.

Le 16. La plaie présente une rougeur très-intense; examinée à la loupe, on voit, à sa partie inférieure et externe, deux petites ulcérations de forme quadrilatère; la surface de la plaie paraît avoir subi dans ces points une perte de substance. Quelques grains de charbon sont placés au fond de chaque ulcération. — On colle sur la plaie un morceau de baudruche.

Le 17. L'appareil étant levé, on voit, en étudiant la plaie à la loupe, que ces deux ulcérations sont comblées par de la lymphe plastique au-dessous de laquelle apparaissent les grains de charbon. Les bourgeons charnus sont recouverts d'une couche légère de lymphe plastique, présentant à l'œil nu des petites taches rouges comme ecchymotiques; à la loupe, on voit que ces petites taches rouges sont constituées par des filaments vasculaires très-ténus qui forment un réseau incomplet dans quelques points. Sur plusieurs granulations de la plaie, on voit un canalicule légèrement sinueux, brusquement interrompu à ses deux extrémités, et présentant sur les côtés de petites stries disposées en barbes de plume.

Le 18. Le malade s'est levé hier; la plaie saigne un peu ce matin à sa partie inférieure; on voit une ulcération en forme de fer à cheval, plusieurs bourgeons charnus ont entièrement disparu depuis hier.

Le 19. L'ulcération est moins profonde.

Le 20, l'ulcération de la plaie a entièrement disparu.

Les jours suivants, la plaie marche sans accident vers la cicatrisation.

Le 30. Le malade sort guéri.

Cette observation démontre : 1° que la plaie se remplit de son fond vers ses bords ; 2° la formation de vaisseaux nouveaux qui sont d'abord isolés les uns des autres et des capillaires des parties voisines de la plaie ; 3° elle nous offre un exemple d'ulcération partielle de la surface d'une plaie.

IIIe OBSERVATION.

Ulcération de la face dorsale du pied droit ; guérison.

Le 29 mars dernier, le nommé Morin (Guillaume), âgé de seize ans, s'aperçut qu'il avait un bouton sur la face dorsale du pied droit ; bientôt il s'ulcéra, et ce malade entra, le 5 avril 1850, à la Pitié, salle Saint-Gabriel, n° 28, service de M. le professeur Laugier.

État actuel. Sur la face dorsale du pied droit, il y a une ulcération de la largeur d'une pièce de 2 francs, mais peu profonde, intéressant seulement la peau ; cette petite solution de continuité est en pleine suppuration, présente des bourgeons cellulo-vasculaires.

Un morceau de baudruche, enduit d'une couche épaisse de gomme arabique, dissoute est appliqué sur l'ulcération.

Le lendemain, une croûte, résultant de la gomme desséchée, couvrait la plaie et adhérait à sa surface. Dans cet état on abandonna cette petite plaie à elle-même.

La cicatrisation en eut lieu *sans suppuration*, et la croûte ne se détacha que lorsque le travail réparateur fut entièrement achevé ; le malade sortit guéri, le 13 mai.

J'ai cité cette observation pour venir à l'appui de ce que j'ai avancé plus haut relativement à la quantité de la sécrétion purulente, et sur ce qui avait lieu lorsqu'on employait le pansement avec la baudruche à une époque rapprochée de la cicatrisation complète de la plaie.

IVe OBSERVATION.

Ulcère calleux, rétraction de la membrane granuleuse.

Le nommé Barbier (Pierre), âgé de soixante-sept ans, mouleur, entra, le 25 mai 1850, à la Pitié, salle Saint-Gabriel, n° 39, service de M. le professeur Laugier, pour se faire traiter d'un ulcère calleux, survenu à la suite d'une brûlure.

État actuel. La surface de l'ulcère est sèche, lisse, dépourvue de bourgeons cellulo-vasculaires, grisâtre; ses bords sont durs et rejetés en dehors. Sa longueur est de 95 millimètres sur 35 de large; une marque est faite à 2 centimètres d'un des bords avec un crayon de nitrate d'argent, cette marque est distante, du centre de la plaie, de 67 millimètres. L'ulcère est recouvert d'un morceau de baudruche.

Le 1er juin. La surface de l'ulcère offre un meilleur aspect; les bords se sont un peu affaissés; le fond de la plaie est moins gris; il commence à prendre une teinte rosée.

Le 13. L'ulcère a diminué d'étendue; sa longueur n'est plus que de 9 centimètres, sa largeur n'est plus que de 25 millimètres. La distance qui sépare la marque faite avec le nitrate d'argent au centre de la plaie a diminué, elle n'est plus que de 14 millimètres, au lieu de 67; mais la distance est la même relativement au bord voisin.

Le 31 juillet. La plaie est en très-bon état; sa surface est couverte de bourgeons charnus rouges et vermeils; sa longueur est de 75 millimètres, sa largeur donne dans la partie la plus étendue 15 millimètres.

Cette observation démontre la force de rétraction que possède la membrane granuleuse qui tapisse les plaies, rétraction qui a lieu de la circonférence au centre de la solution de continuité.

www.ingramcontent.com/pod-product-compliance
Ingram Content Group UK Ltd.
Pitfield, Milton Keynes, MK11 3LW, UK
UKHW020500230726
13925UKWH00005B/2052

9 782014 049503